AF643368

Sitzungsberichte
der Heidelberger Akademie der Wissenschaften
Stiftung Heinrich Lanz

Mathematisch-naturwissenschaftliche Klasse
Abteilung B. Biologische Wissenschaften
Jahrgang 1923. 1. Abhandlung.

Über die Darstellung und quantitative Bestimmung des Arginins.

Von

A. Kossel und **R. Eberhard Gross.**

Eingegangen am 6. März 1923.

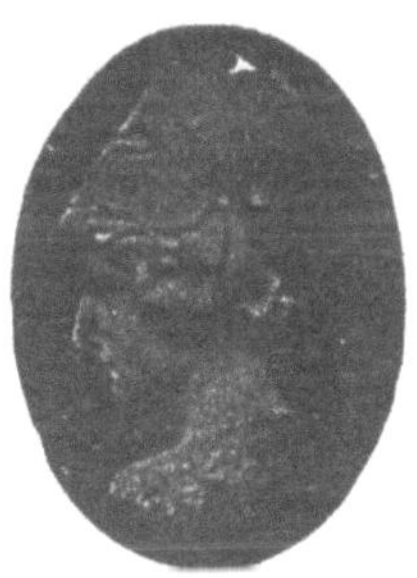

Berlin und Leipzig 1923

Walter de Gruyter & Co.

vormals G. J. Göschen'sche Verlagshandlung / J. Guttentag, Verlagsbuchhandlung / Georg Reimer / Karl J. Trübner / Veit & Comp.

Das Arginin nimmt unter den Bausteinen des Proteins eine besondere Stellung ein, es ist wahrscheinlich der einzige Eiweißbaustein, der allen bisher untersuchten Proteinstoffen eigen ist und es ist vor allen übrigen durch die Guanidingruppe ausgezeichnet, die der Ausgangspunkt für eine rein hydrolytische Bildung von Harnstoff ist. Daß seine chemischen und physiologischen Umwandlungen bisher so wenig studiert worden sind, liegt wohl wesentlich daran, daß es nicht ganz leicht ist, größere Mengen dieser Substanz nach den bisher angegebenen Methoden zu gewinnen.

Die im folgenden beschriebene Darstellungsweise bietet die Möglichkeit, den Körper in kurzer Zeit und ohne die Anwendung kostspieliger Reagentien rein darzustellen. Sie eignet sich auch für quantitative Untersuchungen und erfüllt eine Forderung, die man bei der Bestimmung der Proteinbausteine voranstellen muß: die direkte Gewinnung und Wägung der gesuchten Substanz, die eine Prüfung der Reinheit des gewogenen Körpers zuläßt.

Das Verfahren beruht auf der Ausfällung eines kristallisierten, bisher nicht beschriebenen Salzes des Arginins mit einer Dinitronaphtholsulfosäure, der Säure des Naphtholgelb S.

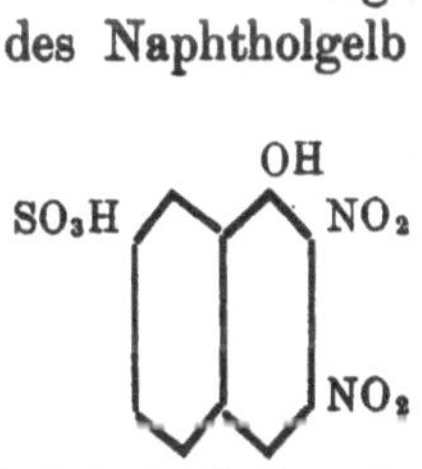

1 - Naphthol - 2, 3 - dinitro - 7 - sulfonsäure

Wir haben noch eine Reihe anderer Salze dieser Säure mit organischen Basen untersucht und teilen in der folgenden Tabelle einige Ergebnisse dieser vorläufigen Untersuchungen mit. Die Farbsäure wurde uns von der Badischen Anilin- und Sodafabrik in Ludwigshafen zur Verfügung gestellt und wir sprechen hierfür unsern besten Dank aus. Die Säure schmolz scharf bei 150—151° (uncorr.), war in Wasser leicht löslich und gab bei der Analyse den richtigen Stickstoffwert.

Stickstoff- und Schwefelgehalt einiger Salze der Farbsäure.

Molekular-Verhältnis	Arginin		Histidin		Lysin		Guanidin		Ammoniak	
Base : Säure	N %	S %	N %	S %	N %	S %	N %	S %	N %	S %
Berechnet:										
1 : 1	17,20	6,56	14,92	6,83	12,17	6,97	18,75	8,60	12,66	9,65
1 : 2	13,95	7,99	12,51	8,14	10,84	8,28	14,30	9,34		
2 : 1	—								16,92	9,21
gefunden:										
I	17,18	6,94	14,83	7,36	11,89	6,68	18,80	8,86	16,70	8,79
II	17,30	6,83	14,68	6,92	12,13	6,92	18,77	8,51	16,72	8,81

Hiernach enthalten die Salze des Arginins, Histidins, Lysins und Guanidins 1 Mol. Base : 1 Mol. Säure, während das Ammonsalz 2 Mol. Base : 1 Mol. Säure ergab. Alle diese Salze waren durch Fällung mit einem Überschuß der freien Farbsäure in kristallisiertem Zustand gewonnen und lassen sich leicht umkristallisieren. Das Argininsalz war bei 260° nicht geschmolzen, bei den übrigen trat nach vorheriger Bräunung Schmelzen unter Zersetzung ein (Histidinsalz 224—226°, Lysinsalz 213°, Guanidinsalz 274°).

Die freie Säure gibt kristallinische Niederschläge mit anderen physiologisch wichtigen Basen, z. B. mit Agmatin, Methylguanidin, Kreatinin, Tetramethylendiamin, Purinderivaten usw., mit deren Untersuchung wir beschäftigt sind. Besonders bemerkenswert ist, daß die Säure auch aus wässeriger Harnstofflösung ein krystallisierendes Salz von der Zusammensetzung $CON_2H_4 + C_{10}H_6N_2O_8S$ abscheidet, über welches wir demnächst weitere Mitteilungen folgen lassen.

Die geringe Löslichkeit des Argininsalzes in Wasser begünstigt die Trennung von beigemischten Salzen und die Darstellung der Base. Folgende Zusammenstellung gibt die Löslichkeitsverhältnisse der oben erwähnten farbsauren Salze an.

Löslichkeit einiger Salze der Farbsäure
(in Prozenten).

Lösungsmittel:	Wasser [1])	$\frac{n}{200}$ Schwefelsäure [1])	$\frac{n}{50}$ Schwefelsäure [1])	2,5 % Salzsäure [1])	$\frac{n}{50}$ Farbsäure [1])	96 % Alkohol [2])	[1]) 19 ° [2]) 17 °
Arginin	0,0177	0,0109	0,0121	0,081	0,000	0,0020	
Histidin	0,146	0,086	0,102	0,554	0,128	0,0095	
Lysin	1,862	2,289	2,424	0,828	1,760	0,0405	
Guanidin	0,250	— —	0,198	0,264	0,082	—	
Ammoniak	leicht löslich	leicht löslich	leicht löslich	1,420	leicht löslich	—	

Hiernach gestaltet sich die Darstellung des Arginincarbonats aus Proteinstoffen folgendermaßen.

100 Gewichtsteile des Proteinstoffs werden mit siedender konzentrierter Salzsäure völlig hydrolysiert, die Salzsäure abdestilliert, der Rückstand mit Wasser aufgenommen und die Flüssigkeit zur möglichst vollständigen Entfernung der Salzsäure nochmals destilliert. Der Rückstand wird mit Natron neutralisiert und mit Naphtholgelb S oder besser der freien Farbsäure versetzt. Die Menge der Farbsäure ist so zu wählen, daß auf 1 Gewichtsteil des zu erwartenden Arginins 4 Gewichtsteile der Farbsäure entfallen. Das nach 48 Stunden ausgeschiedene kristallisierte Argininsalz wird scharf abgesaugt mit Wasser ausgewaschen, durch halbstündiges Auskochen mit Wasser von Beimengungen befreit und nach dem Erkalten filtriert. Zur Überführung in das Carbonat der Base wird das Argininsalz mit 33 volumprozentiger Schwefelsäure im Paraffinbad bis zur völligen Lösung gekocht und die nach dem Abkühlen ausgeschiedene Farbsäure nach 24 Stunden abfiltriert. Um aus diesem Niederschlag die letzten Reste der Base zu entfernen, wird die Behandlung mit Schwefelsäure noch einmal wiederholt. Die Base kann aus den Lösungen nach Entfernung der Schwefelsäure mit Baryt und nach kurzer Behandlung mit Tierkohle in Form des kristallisierten Carbonats gewonnen werden. Die Ausbeute ist praktisch eine quantitative, ebenso wird auch die Farbsäure fast vollständig wiedergewonnen.

Die Versuche zur quantitativen Bestimmung des Arginins wurden im wesentlichen nach dem gleichen Verfahren ausgeführt. Das ausgefällte und mit Wasser ausgelaugte dinitronaphtholsulfosaure Arginin wurde auf gewogenem Filter gesammelt und gewogen. Die hierbei gefundenen Werte sind etwas höher als die in derselben Flüssigkeit nach dem Silber-Baryt-Verfahren enthaltenen. Für vergleichende Versuche stellen wir durch Hydrolyse eines Proteinstoffs (aus Arachis hypogaea) eine Flüssigkeit her, welche den größten Teil der Zersetzungsprodukte dieses Proteinstoffs enthielt und entnahmen derselben zwei Proben, deren eine mit dem Silber-Baryt-Verfahren, deren zweite mit Dinitronaphtholsulfosäure auf Arginin untersucht wurde. In Prozenten des Gesamt-Stickstoffs wurde gefunden:

Silber-Baryt-Verfahren . . .	29,00 %	als Arginin-Stickstoff.
Dinitronaphtholsulfosäurefällung	30,85 %	

Eine ausführliche Mitteilung folgt in „Hoppe-Seyler's Zeitschrift für physiologische Chemie".

FSC
www.fsc.org
MIX
Papier | Fördert gute Waldnutzung
FSC® C083411

Zeitfracht Medien GmbH
Ferdinand-Jühlke-Straße 7
99095 Erfurt, Deutschland
produktsicherheit@kolibri360.de